BEI GRIN MACHT SICH IHR WISSEN BEZAHLT

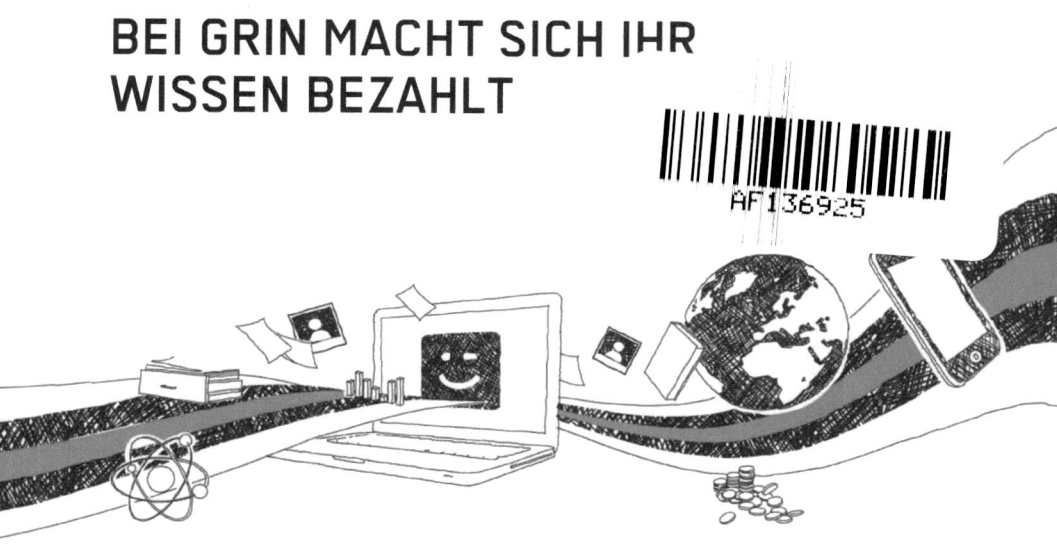

- Wir veröffentlichen Ihre Hausarbeit,
  Bachelor- und Masterarbeit

- Ihr eigenes eBook und Buch -
  weltweit in allen wichtigen Shops

- Verdienen Sie an jedem Verkauf

Jetzt bei www.GRIN.com hochladen und kostenlos publizieren

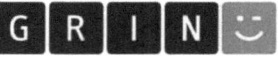

Altenpflege 4.0 - Neue Technologien und resultierende Potentiale

Christina Papadopoulou

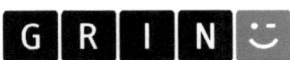

Bibliografische Information der Deutschen Nationalbibliothek:

Die Deutsche Nationalbibliothek verzeichnet diese Publikation in der Deutschen Nationalbibliografie; detaillierte bibliografische Daten sind im Internet über http://dnb.d-nb.de abrufbar.

ISBN: 9783346595706
Dieses Buch ist auch als E-Book erhältlich.

Druck und Bindung: Books on Demand GmbH, Norderstedt Germany
Gedruckt auf säurefreiem Papier aus verantwortungsvollen Quellen

Das vorliegende Werk wurde sorgfältig erarbeitet. Dennoch übernehmen Autoren und Verlag für die Richtigkeit von Angaben, Hinweisen, Links und Ratschlägen sowie eventuelle Druckfehler keine Haftung.

Das Buch bei GRIN: https://www.grin.com/document/1175929

FOM Hochschule für Oekonomie & Management

Hochschulzentrum Stuttgart

Berufsbegleitender Studiengang zum

Bachelor of Arts (B.A) - Soziale Arbeit (BSA)

1.Semester

Seminararbeit

im Modul Einführung wissenschaftliches Arbeiten

über das Thema

Altenpflege 4.0 – Darstellung neuer Technologien und resultierender Potentiale

von

Christina Papadopoulou

Abgabedatum: 16.01.2022

Inhaltsverzeichnis

Abbildungsverzeichnis

[Anm. d. Red.: Die Abbildungen 5+6 sind aus urheberrechtlichen Gründen nicht im Lieferumfang enthalten.]

1. Einleitung

„Die Digitalisierung braucht den Menschen nicht, sie erweitert vielmehr seine Möglichkeiten."[1]

Unser Alltag wird immer mehr und fortschreitend durch neue Technologien und dem Prozess der Digitalisierung geprägt. Ebenso hat sich der Begriff des Pflegenotstandes inzwischen in unserem Alltag etabliert und hat umso mehr seit Anbeginn der Corona-Pandemie auch einen hohen Stellenwert bei den Betroffenen eingenommen.[2]

Doch wie sieht der Arbeitsbereich der Pflege, speziell der, der Altenpflege aus? Könnten bereits bestehenden Technologien einen Lösungsansatz für das gesellschaftliche und auch politische Problem des Pflegenotstands und des Fachkräftemangels erbringen?

Schließlich hat Deutschland circa 4,1 Millionen an pflegebedürftigen Menschen, jedoch kommen hierfür nur 1,2 Millionen an pflegendem Personal (in der ambulanten und stationären Pflege) auf.[3]

In Relation gesetzt heißt das, auf einen Pfleger fallen fast 3,5 Pflegebedürftige. Dies stellt die aktuelle Situation des Bereichs der Pflege in Zahlen da - einen Notstand und einen großen Mangel an Pflegekräften.

Die Nachfrage an Pflegeleistungen steigt rasant und stetig an[4], gleichzeitig ergibt sich jedoch ein niedriges Angebot an fachlich ausgebildeten Pflegern.

Vor dem Hintergrund dieser Problemstellung soll die vorliegende Arbeit keine Fragestellung beantworten, sondern einen Überblick über den Stand der derzeitigen Digitalisierung und den resultierenden Potentialen in der Altenpflege geben.

Im ersten Teil dieser Arbeit werden die theoretischen Grundlagen definiert und die Hintergründe des Status Quo in Deutschland näher beschrieben

Der Hauptteil befasst sich mit den bereits bestehenden Technologien im Gesundheitswesen, bezogen auf den Bereich der Altenpflege. Diese werden vorgestellt

---

1 *Bertels, P.*, Digitalisierung, o.J, o.S.
2 Vgl. *Jacobs, K. et al.*, Pflegenotstand, 2021, S. V.
3 Vgl. *Statistisches Bundesamt*, Pflegestatistik, 2020.
4 Vgl. *Bundesministerium für Gesundheit*, Zahlen, 2021, S.16 f.

und teilweise mit Beispielen aus der Praxis näher veranschaulicht, dazu findet man auch die Potentiale, die daraus resultieren im selben Kapitel.

Abschließend folgen im letzten Kapitel ein kurzes Fazit und ein Ausblick auf weitere Potentiale der Digitalisierung.

Zur Erarbeitung dieses Themas wurde die Methode der Inhaltsanalyse in Form der Literaturrecherche genutzt - insbesondere in digitaler Form. Jedoch gibt es nur eine begrenzte Anzahl an aktuellen veröffentlichten Artikeln und Studien, was die Recherche nach der passenden Literatur erschwerte.

2. Theoretische Grundlagen

Dieses Kapitel dient der Festlegung von den Begriffen Digitalisierung und Pflege 4.0, sowie der näheren Beschreibung des demographischen Wandels in Deutschland und der aktuellen Arbeitsmarktsituation im Pflegesektor.

2.1 Definition Digitalisierung und Pflege 4.0

Der Begriff der Digitalisierung wurde noch nicht einheitlich festgelegt.

Im Wesentlichen wird dieser Prozess des Epochenumbruchs als Umwandlung des Lebens und der Kommunikation vom analogen zum digitalen definiert.

Des Weiteren auch als digitale Revolution, beziehungsweise als digitale Wende.[5] Dabei geht es nicht nur um innovative technische Lösungen, sondern um den Wandel der Arbeitswelt insgesamt.

Dieser Prozess prägt nicht nur unser alltägliches Leben und den Bereich der Industrie, sondern auch weitere Arbeits- und Lebensbereiche.[6]

Der Begriff Pflege 4.0 wird von dem Begriff Industrie 4.0 abgeleitet.

"Industrie 4.0" ist ein Marketingbegriff, der auch in der Wissenschaftskommunikation verwendet wird."[7]

---

[5] Vgl. *Ameln, F. et al.*, Digitalisierung, 2021, S.188 f.
[6] Vgl. *Bovenschulte, M.et al.*, Digitalisierung, 2018, S.2.
[7] *Bendel, O.*, Digitalisierung, o.J.

Pflege 4.0 nimmt diese Entwicklungen auf und umschreibt den Einsatz von vernetzten, beziehungsweise intelligenten technischen Systeme in der Pflege und die damit verbundene Veränderung in der Pflegearbeit.

Die Nummer vier indiziert dabei, dass es die vierte industrielle Revolution ist.[8]

Dabei werden digitale Systeme in das Gesundheits- und Pflegesystem integriert, diese IT-Systeme oder Roboter sind eine Unterstützung und Ergänzung für die menschlichen Fachkräfte bei den täglichen Arbeiten in den Bereichen Pflege, Therapie oder die einfachen, allgemeinen Servicetätigkeiten.[9]

Der Prozess der Pflege 4.0 wird aus drei Kernelementen zusammengesetzt: innovative Technologien, systematische Prozesse und technologische Kompetenzen.[10]

Diese neuen Technologien werden sich aller Voraussicht nach auf die momentanen Engpässe im Bereich der Pflege auswirken.

Schließlich sind die Techniken für die Pflegekräfte entlastend, da diese im Berufsalltag helfend eingesetzt werden. Beispielsweise können sie unter anderem für schwere körperliche Tätigkeiten genutzt werden.[11]

2.2 Definition Altenpflege

Altenpflege ist ein Branchenbereich, der sich mit der Pflege, Betreuung und Unterstützung von Senioren beschäftigt. Dies kann stationär (in spezifischen Institutionen) oder ambulant (zuhause) geschehen.[12]

Hilfsbedürftige erhalten Hilfe in Form von hauswirtschaftlichen oder pflegerischen Tätigkeiten, Unterstützung bei der Alltagsorganistion oder in Begleitung zu Terminen außer Haus.

Die Beziehung zwischen Pflegendem und Pflegebedürftigen muss ein Gleichgewicht von Nähe und Distanz wahren können, denn bei der Altenpflege stehen immer der Mensch und sein Wohl im Mittelpunkt.

---

[8] Vgl. *Bendel, O., Digitalisierung,* o.J.
[9] Vgl. *Pfannstiel, M. et al.,* Robotik, 2017.
[10] Vgl. *Was ist Pflege 4.0?,* Technologie, 2018 o.S.
[11] Vgl. *Fachinger, U. et al.,* Entlastung, 2019, S.122.
[12] Vgl. *Bundesagentur für Arbeit,* Altenpflege, 2022, o.S.

Das Ziel der Altenpflege ist es die Autonomie und Souveränität des Pflegebedürftigen zu erhalten. [13]

2.3 Demographischer Wandel und Arbeitsmarktsituation

Die demographische und gesellschaftliche Entwicklung in Deutschland wandelt sich rasant. [14]

Das bedeutet, dass sich die Altersgruppen der Bevölkerung verändern und sich ungleich aufteilen. Wie bereits prognostiziert nimmt die Zahl der hochbetagten stetig an. Die sinkenden Geburtenraten und die ausgereifte medizinische Versorgung, führen dazu, dass es langfristig immer weniger junge Menschen und immer mehr Ältere geben. Außerdem ist auch die Generation der Nachkriegszeiten inzwischen im Renteneintrittsalter.

Abbildung 1 – Altersaufbau der Bevölkerung 2019

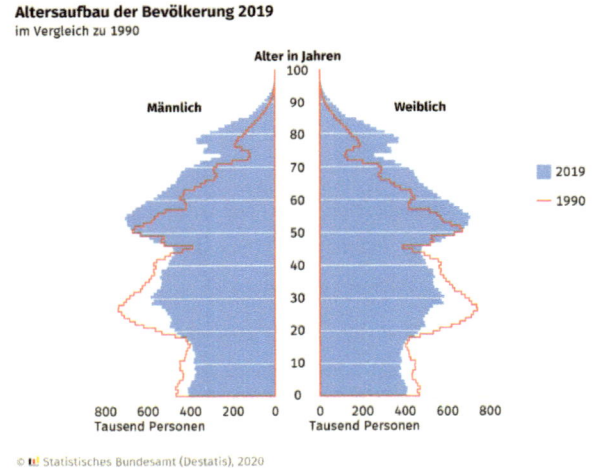

Quelle: *statistisches Bundesamt*, Bevölkerung, 2020

---

[13] Vgl. *Altenpflege Ausbildung,* Altenpflege, O.J.
[14] Vgl. *Statistisches Bundesamt,* Demographischer Wandel, 2022.

Die Europäische Union schätzt den Anstieg der Pflegebedürftigen von 20 Millionen im Jahr 2020 auf 30 Millionen im Jahr 2050.[15]

Das Alter der Pflegebedürftigen bei Heimeintritt steigt bedingt durch die fortschrittliche medizinische Versorgung und der Großteil der Bewohner von Pflegeinstitutionen leidet an der Krankheit Demenz, was diese Aussage ebenfalls verstärkt.[16]

Abbildung 2 – Pflegequote nach Altersgruppen 2019

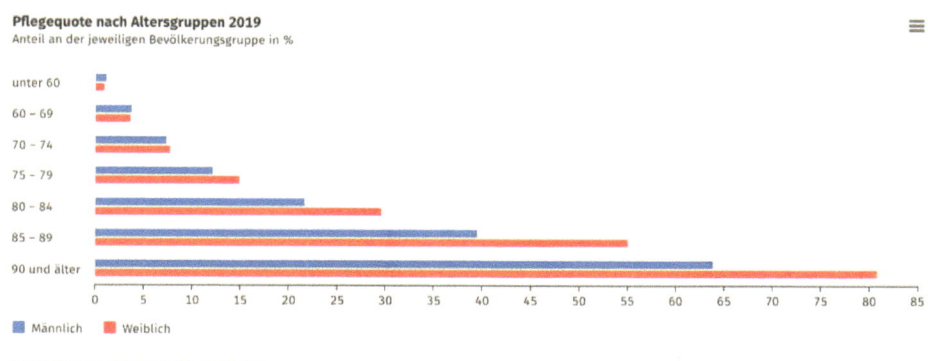

Quelle: *statistisches Bundesamt*, Altersgruppe, 2022

Dem gegenüber steht zusätzlich die rückläufige Verfügbarkeit der pflegenden Angehörigen. Durch die demographische Entwicklung altern ebenso die professionellen Pflegekräfte und treten in das Rentenalter ein, ein Zustand, der ebenfalls zu einem weiteren Anstieg des Bedarfs an Pflegeleistungen führt.[17]

---

[15] Vgl. *European Commission*, demographic, 2018, S. 288 f.
[16] Vgl. *Görres, S.*, Pflege, 2020, S. 138.
[17] Vgl. *Statistisches Bundesamt*, demographischer Wandel, 2020, S.9 ff.

Abbildung 3 – Anzahl der Pflegebedürftigen in 2019

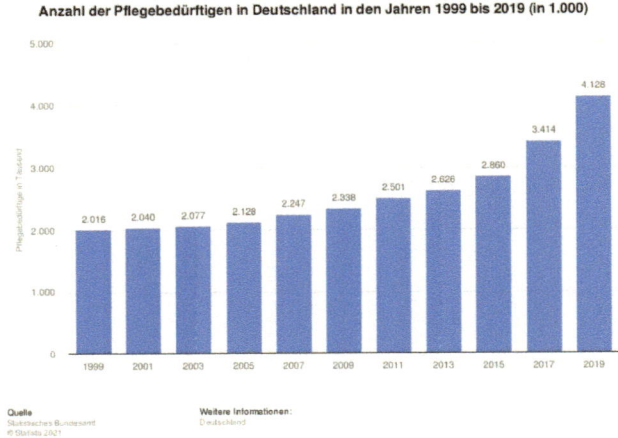

Quelle: *Statista,* Pflegebedürftigkeit, 2021

Ferner hat sich ein Fachkräftemangel nach den Auswertungen der Bundesagentur für Arbeit in vielen Gesundheits- und Pflegeberufen ausgeprägt. In dieser Branche deuten die Auswertungen der Bundesagentur für Arbeit seit längerem auf katastrophale starke Engpässe, wenngleich die Beschäftigungszahlen steigen.18

Im Bereich des Gesundheitswesens, insbesondere der Pflege, ist der Mangel an fachlich geeigneten Angestellten nahezu flächendeckend. Derzeit gibt es in jedem Bundesland zu viele offene Stellen, jedoch nicht genügend qualifizierte Arbeitslose, um diese nur annähernd zu besetzen.

---

18 Vgl. *Statistik der Bundesagentur für Arbeit,* Fachkräfte, 2021, S.16-19.

Abbildung 4 – Fachkräftemangel in Gesundheits- und Pflegeberufen

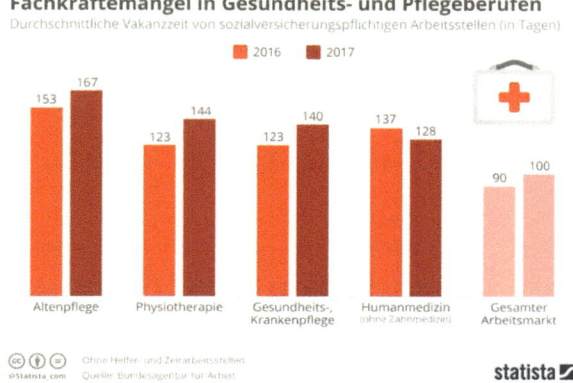

Quelle: *Statista,* Fachkräftemangel, 2017

Der Pflegenotstand bedeutet, dass in Pflegeinstitutionen ein akuter Personalmangel herrscht.

Faktoren, die dabei eine Rolle spielen sind die Arbeitsbedingungen, Bezahlungen und der Fachkräftemangel.

Verschärft wurden dieser Zustand durch die weltweite Corona-Pandemie. Die zusätzliche Arbeitsbelastung durch die Pandemie führen zu einer enormen Belastung des Pflegepersonals.[19]

Im Bereich der Altenpflege ist der Pflegenotstand auffällig ausgeprägt. Laut dem Bundesgesundheitsministerium werden offene Stellen erst nach etwa 171 tagen besetzt. Der Grund hierfür liegt an den mangelnden Qualifikationen der Arbeiter.[20]

3. Neue Technologien - Darstellung und Chancenpotentiale

Mit Blick auf den Fortschritt der Digitalisierung, beschreibt der folgende Abschnitt einen möglichen Lösungsbeitrag für den Status Quo der Altenpflege. Ambient Assisted Living, sensorische Systeme, Roboter oder technische Assistenzsysteme unterstützen Tätigkeiten

---

[19] Vgl. *Personalmangel in der Pflege verschärft sich weiter,* Belastung, 2021.
[20] Vgl. *Vatareck, E.,* Pflegenotstand, o.J.

des Pflegepersonals. Sie resultieren in Potentiale für die Entlastung von Pflegenden und der Aufrechterhaltung der Autonomie der Pflegebedürftigen.

3.1 Sensorik

3.1.1 Definition und Darstellung

Sensorische Assistenzsysteme dienen dem Ausgleich altersbedingter Veränderungen der Sinnesorgane.

Diese können in verschiedenen Bereichen eingesetzt werden.[21] Im Bereich der Bewegung gibt es Bewegungssensoren, diese können an diversen Orten installiert sein. Sie lösen gegebenenfalls einen Alarm aus, sollten sturzgefährdete Personen ihre Zimmer verlassen oder ohne Orientierung auf den Gängen der Einrichtung umherlaufen. [22]

Zusätzlich sind sie in automatischen Nachtlichtern und Lichtschaltern unter dem Bett oder im Bad integriert, sobald der Sensor nachts eine Bewegung wahrnimmt, schaltet sich automatisch ein Nachtlicht ein und weist einem den Weg.

Ebenfalls senden sie einen Alarm an die Pfleger aus, der direkt an das tragbare Telefon weitergeleitet wird. So werden die Mitarbeiter informiert und können so die Lage prüfen.

Ferner sind Sensoren in Trittmatten vor den Betten oder unter den Matratzen verfügbar und geben ebenfalls bei Bedarf Signale ab. Ihre Aufgabe ist es zu erkennen, ob eine Person aufsteht oder sich aufsetzt, dabei ist ihre Benutzung für sturzgefährdete Personen gedacht. Hierbei wird die Information über die Bewegung ebenfalls an das Telefon des Personals gesendet.

Wenn sie an Rollstühlen oder Stühlen genutzt werden, lösen sie ebenfalls einen Alarm aus so bald sturzgefährdete aufstehen. Auch hier wird ein Signal an das Telefon oder die Rufanlage gesendet.

Insbesondere bettlägerige Personen sind aufgrund des andauernden Liegezustands und dem dadurch ausgesetzten Druck auf bestimmten Stellen des Körpers für Wundliegen gefährdet.

---

[21]Vgl. *Hutschenreuter, S.,* Sensorik, 2015.
[22]Vgl. *Lutze, M. et al.,* Sensorik, 2021, S. 32.

Wenn benötigt, wird ein Kontaktstreifen unter der Matratze angebracht, dieser dient als Sensor für das Bett. Der Sensor erfasst Bewegungen und Aktivitäten der im Bett liegenden Person, diese aktuellen Daten, zusammen mit dem Verlauf der gesammelten Daten, dienen der Prophylaxe des Dekubitus. Sollte eine Gefahr bestehen meldet dies das System umgehend auf dem Telefon des Pflegers. Dieser kann dann agieren und für eine Umlagerung sorgen.

Die innovativere Version hiervon ist die Wechseldruckmatratze. Hierbei reagieren Drucksensoren auf Gewicht oder Bewegung und gleichen automatisch den Druck aus.

Das Prinzip der Sensormatte wird in einen intelligenten Fußboden erweitert. Hier sind im Boden mehrere Sensoren verbaut, diese können Bewegungen, Orte und Aktivitäten erkennen. Wird ein Sturz erkannt schlägt das System sofort Alarm.

Bei der Inkontinenz-Windel trägt der Bewohner eine Windel, in die ein Sensor integriert ist. Dieser ist über eine App verbunden und sammelt automatisch Daten über die Nässe der Windel. Auch vermerkt er Daten zur Anzahl der Einlage und der Dauer bis zum Wechsel nach Eingang der Benachrichtigung. Dies ermöglicht die Überprüfung des Füllstands auch aus der Ferne und zeitnahes Reagieren.[23]

Komplizierte Frakturen im Bereich der Hüfte sind ein Risiko für ältere Menschen.

Die Mehrzahl dieser Frakturen resultieren zu gefährlichen Operationen, da ältere Personen ein höheres Risiko bei Operationen tragen. Außerdem dauert der Heilungsprozess bei ihnen deutlich länger.[24]

Eine Lösung hierfür ist ein Hüft-Protektor. Dieser besteht aus einem Sensor, der bei einem Sturz einen Airbag aktiviert und dadurch einen komplizierten Bruch verhindert.

3.1.2 Resultat

Gefahrensituation werden als diese erkannt, bevor sie geschehen, was an den andauernden Informationen von den Sensoren liegt.

---

[23] Vgl. *Lutze, M. et al.,* Sensorik, 2021, S.32, S.40, S.49,S.58.
[24] Vgl. *Pfannstiel, M. et al.,* Risiken, 2019, S. 401.

Die Bewohner fühlen sich sicherer, da durch die Sensoren ein Alarm oder Warnsignal ausgelöst wird, das bei Bewegung oder Sturz ein rechtzeitiges Intervenieren des Personals ermöglicht.

Nachts dienen sie durch die automatische Beleuchtung zur Orientierung auf dem Weg zum Bad und vermitteln einem das Gefühl von Sicherheit, infolgedessen schützen sie präventiv vor Stürzen.[25]

Die Sensoren vermindern die Laufwege bei Kontrollgängen, was speziell das Personal in der Nachtschicht entlastet und schaffen ihnen dadurch Zeit für anderweitige Tätigkeiten oder für den Menschen selbst.

Die Bett-Sensorik dient, durch die gespeicherten Daten, zur pflegerischen Unterstützung der Beurteilung bei Wunden und ihrer Pflege. Mit ihrer Hilfe können Ergebnisse der Wundpflege besser überwacht und bewertet werden. Abweichungen werden ebenso frühzeitig erkannt und behandelt.[26]

Durch die Druckentlastung der Matratze wird schmerzhaftes Wundliegen vorgebeugt und sorgt dadurch für ein besseres Wohlbefinden der Pflegebedürftigen.[27]

Die Inkontinenz-Windel ermöglicht einen schnelleren Wechsel der Einlagen und führt zu einem besseren Wohlbefinden, da die Nässe entfernt wird, auch werden dadurch dem Personal die Kontrollgänge erspart. In der Zeit bis zum nächsten Wechsel können die Pfleger sollen anderen Tätigkeiten nachgehen.

Durch den Hüftprotektor werden komplizierte Brüche und die damit verbundene risikoreiche Operation an der Hüfte verhindert. Durch die Prävention der Brüche, werden weniger Medikamente verwendet und damit Geld gespart.[28]

[25] Vgl. *Hirt, J. et al.* Sicherheit, 2021, S.72.
[26] Vgl. *Lutze, M. et al.*, Sensorik, S.51, S.76.
[27] Vgl. *Zerth, J.*, Dekubitus, 2021, S.160.
[28] Vgl. *Lutze, M. et al.*, Hüftprotektor, 2021, S.55.

3.2 Ortungssysteme

3.2.1 Definition

An einer Demenzerkrankung leiden in Deutschland derzeit etwa mehr als 1,5 Millionen Menschen, weltweit sind es mehr als 44 Millionen, die davon betroffen sind. [29] Sie ist der häufigste Grund dafür, dass der Großteil der erkrankten in einer Pflegeeinrichtung versorgt werden muss oder im weiteren Verlauf der Krankheit dort untergebracht wird.

Menschen, die an Demenz leiden, spüren häufig einen starken Drang sich zu bewegen, daher ist es wichtig, dass sie die Möglichkeit ihrer Bewegung behalten.

Durch den Umstand des Vergessens, verlieren sie jedoch schnell die Orientierung und verirren sich. Oftmals wissen sie dann nicht wer sie selbst sind.

Dies resultiert darin, dass sie ihren Lebensbereich nur mit Begleitung oder gar nicht verlassen.

In Zeiten der Digitalisierung gibt es verschiedene Arten, die zur Personenortung nützlich sind. Da im Inneren von Gebäuden kein GPS-Sender nützlich ist, wird mit funkbasierten Systemen gearbeitet. Hier tragen Bewohner Signalsender am Handgelenk oder Hals, diese sind jedoch so installiert, dass die Bewohner sich in gefahrlosen Bereichen bewegen.

Sollten die Signalempfänger einen Sender registrieren, der nicht befugt ist, so werden elektronische Türen gestoppt oder geschlossen.

Das Pflegepersonal wird dann über Signaltöne auf dem Telefon darüber informiert.

Da fast jede Institution auch über eine Gartenanlage verfügt, steckt hier ein Risiko für die an Demenz erkrankten, aber auch hierfür gibt es verschiedene Möglichkeiten.

Nutzt man im freien GPS, müssen in der Umgebung keine weiteren Geräte integriert werden. Um die Position bestimmen zu können, reicht lediglich ein GPS-Sender. Dieser kann in Form von einer Uhr, Kette, Armband oder Ring getragen werden.

---

[29] Vgl, *Hilfe bei Alzheimer und Demenz,* Alzheimer, O.J.

Sollten sich die Bewohner von ihrem erlaubten Bewegungsradius entfernen, wird durch ein in den Boden integriertes Alarmsystem umgehend das Personal durch Alarmsignale informiert.[30]

3.2.2 Chancen

Transponder dienen dazu, Demenzkranken ihre Bewegungsfreiheit zu lassen und vor möglichen Gefahrensituationen zu schützen. Durch den festgelegten Bewegungsradius befinden sie sich in gefahrloser Umgebung und ermöglichen jederzeit ihre Ortung,

Durch die Ortung der Sender können sie schnell gefunden werden, ebenso kann das Personal schnell regieren, wenn der Alarm beim Verlassen des Radius oder Geländes ausgelöst wird.

Auch wird hierdurch das Personal von den ständigen Kontrollgängen entlastet, was zu einem geringeren Arbeits- und Zeitaufwand führt. Durch die entstandene freie Zeit kann die Versorgungsqualität von Patienten gesteigert werden.

Die an Demenz erkrankten Personen können durch die Mittel der Ortung einen Teil ihrer Autonomie behalten und weiterhin am gesellschaftlichen Leben teilnehmen.

3.3 Robotik

3.3.1 Definition

Eine bedeutende Schöpfung der Digitalisierung ist der Bereich der Robotik und künstlichen Intelligenz. Längstens werden Roboter nicht nur für Arbeiten in Gewerben genutzt, aber sind sie auch in unserem Alltag fest etabliert.[31]

Sie dienen zur Unterstützung von Routinetätigkeiten und zur Entlastung des Personals [32]

Der Bereich der Transportsysteme umfasst unterschiedliche Handlungen.

So dienen sie, wie der Name es sagt, dem autonomen und vollautomatischen Transport von Gegenständen.

---

[30] Vgl. *Lutze, M. et al.,* Demenzring, 2021, S.32, S. 40.
[31] Vgl. *Hanika, H.,* Robotik, 2018, S. 82.
[32] Vgl. *Biniok,P. et al.,* Routine, 2017, S.7.

Medikamenten, Wäsche, Essen und Getränke werden hierbei selbstständig von den Robotern an bestimmte Orte gefahren. Sie erkennen selbst, wenn benötigtes Material fehlt, und bei Bedarf füllen sie dieses auf und dokumentieren es. [33]

Beispiele finden sich in den Systemen „Casero" oder „Care-O-Bot", RoboCourier oder ROBOT-Rx. [34]

Auch dienen sie zur Unterstützung vom Personal, wenn es darum geht, Pflegebedürftige oder schwere Gegenstände zu transportieren oder diese zu heben.

Zum Beispiel gibt es den Roboter „Robear", dieser erinnert mit seinem Aussehen an einen Bären oder den „RI-Man". Beide Roboter dienen zur Umlagerung der Patienten. [35]

Abbildung 5 – Pflegeroboter „Robear"

[Die Abbildung 5 wurde aus urheberrechtlichen Gründen von der Redaktion entfernt.]

Quelle: *Bärenroboter trägt Kranke, Robear, 2015.*

Halbautomatische Systeme sind im Bereich der Pflege mit Roboteranzügen, so genannten Exoskeletten vertreten. Sie bestehen aus Sensoren, die jede einzelne Bewegung speichern und somit den Träger beim Heben schwerer Lasten unterstützen.

Auch werden sie im Bereich der Rehabilitation oder Bewegungsunterstützung als Gehhilfen, oder intelligenter Ersetzung von Gliedmaßen eingesetzt.[36]

Ein Beispiel hierfür ist der „Robo-Mate"

---

[33] Vgl. *Jacobs, K. et al.,* Robotik, 2020, S.127.
[34] Vgl. *Wahl, H-W. et al.,* Robotik, 2021, S.64.
[35] Vgl. *Becker, H.,* Robotik, 2013, S.21 ff.
[36] Vgl. *Zöllick, J.C. et al.,* Robotik, 2020, S.211 ff.

Roboter wie „Cody" sind dem Bereich der Pflege zuzuordnen, er dient der Pflege von bettlägerigen Patienten.[37]

Ein großer Bereich der Robotik deckt die Unterhaltung und das Emotionale ab.

So werden hierfür Roboter eingesetzt, die an das Äußere von Haustieren oder Kuscheltieren angelehnt sind. Durch ihre Möglichkeit auf Stimmungslagen, Berührungen, Geräuschen oder Emotionen zu reagieren, werden Pflegebedürftige unterhalten oder positiv beeinflusst.[38]

Emotionale Roboter haben das Ziel die soziale Interaktion und den Geist zu fördern, meistens durch die Aufforderung zum Spielen.

Die in Japan entwickelte Roboter-Robbe „Paro" wird durch ihre Fähigkeit auf äußere Einflüsse zu reagieren, hauptsächlich im Umgang mit demenzkranken Personen eingesetzt.

Abbildung 6 – Pflegerobbe „Paro"

[Die Abbildung 6 wurde aus urheberrechtlichen Gründen von der Redaktion entfernt.]

Quelle: *Paro,* Paro, o.J.

Bekannt ist außerdem der Roboter „Pepper", dieser ist mit Sensoren ausgestattet, die Emotionen, Mimik und Gestik erkennen können. [39]

3.3.2 Chancen

Durch den Bereich der Robotik profitieren nicht nur die Pflegenden, aber auch die Pflegebedürftigen. Dem Fachkräftemangel wird entgegengewirkt und es führt zu einem geringeren Zeit- und Arbeitsaufwand und zur Entlastung des Personals. [40]

---

[37] Vgl. *Pluta, W.,* Cody, 2010.
[38] Vgl. *Fachinger, U. et al.,* Robotik, 2019, S. 119.
[39] Vgl. *Triller, B.,* Robotik, 2018.
[40] Vgl. *Pfannstiel, M. et al.,* Kräftemangel, 2017.

Die Entlastung des Personals kann in Form von körperlichen oder im Alltag unterstützenden Aktionen erfolgen. Durch den Einsatz der Exoskelette oder des „Robears" wird die physische Belastung drastisch verringert und beugt somit Rückenschmerzen und Arbeitsunfälle vor. [41]

Die Unterhaltungsroboter dienen nicht nur zu Unterhaltung, auch sie helfen geistige Fähigkeiten und die Kommunikation zu fördern. Ferner wirken sie als Zeitvertreib und Motivation zur Bewegung, insbesondere demenzkranke erfreuen sich an den haustierähnlichen Robotern und steigern dadurch ihre Lebensqualität. [42]

Zugleich zeigten sie einen positiven Effekt, wenn es darum geht mit diesen zu kuscheln, sie zu beschäftigen, zu unterhalten oder gar zu beraten. [43]

3.4 Assistive Technologien / AAL

3.4.1 Definition

Hierbei handelt es sich um technikbasierte Assistenzmittel, die älteren und pflegebedürftigen Menschen eine Möglichkeit bieten länger in ihrem gewohnten Umfeld zu bleiben. [44]

Sie werden auch unter dem Begriff Ambient Assisted Living (AAL) zusammengefasst und dienen zur Unterstützung und Prävention von Gefahren, ebenso zur Verbesserung der Lebensqualität.

Die automatische Herdabschaltung sorgt dafür, dass die Benutzung des Ofens erst ermöglicht wird, wenn im Voraus eine mit der Stromversorgung verbundene Eieruhr aufgezogen wird.

Das Prinzip des Hausnotruf funktioniert dadurch, dass die Pflegebedürftigen mittels eines Knopfs (den sie meistens um den Hals tragen) bei Stürzen einen Hilferuf absetzen. [45]

---

[41] Vgl. *Wahl, H. et al.,* Robotik, S.63.
[42] Vgl. *Hirt, J. et al.*, Demenz, 2021, S. 73.
[43] Vgl. *Janowski, K. et al.,* Effekte, 2018, S. 79 ff.
[44] Vgl. *Hauer, K.,* Assistenz, 2017, S.309.
[45] Vgl. *Verbraucherzentrale*, Hausnotruf, 2021, o.S.

Diese Systeme können mit Medikamentenspendern kombiniert, an die Einnahme erinnern und die Benutzung minutengenau nachverfolgen.

Auf elektrisch gesteuerte Rollläden, Türmechanismen und automatische Lichtschalter können die Bewohner mit einem Tablet zugreifen. [46]

Die Autonomie einer Person wird durch die Abilität seiner Mobilität gestützt, vor allem beruht die Partizipation am gesellschaftlichen Leben darauf.[47] Ins besonders für ältere Personen ist die Mobilität wichtig, denn mit steigendem Alter werden bestimmte Bewegungen, meist bedingt durch Krankheiten, immer schwerer.

Rollator, Rollstühle oder andere Gehhilfen werden dann ein wichtiger Bestandteil des Alltags. Für die Überwindung von Hindernissen wie Treppen oder Gehwegen wurden spezielle Systeme entwickelt.

So gibt es Rollstühle mit eingebauten Beinen, die automatisch Stufen erklimmen können. [48]

3.4.2 Chancen

Das primäre Ziel der AAL ist es, den Alltag der Senioren zu erleichtern und so zur Erhaltung ihres autonomen Lebens beizutragen.

Sie ermöglichen die Partizipation an der Gesellschaft und ein längeres Leben im eigenen Domizil.

Auch sorgen sie häufig für die Vermeidung von Bränden und ermöglichen eine schnelle Reaktion von Dritten. Dies führt zu einer Entlastung des Personals, da Kontrollen erspart bleiben.

4. Fazit

In diesem letzten Punkt werden die Ergebnisse dieser Arbeit nochmals zusammengefasst. Es folgt ein kleiner Ausblick in die weitere Zukunft der Technologien im Bereich der Altenpflege.

---

[46] Vgl. *Lutze, M. et al.*, Technologie, S.78.
[47] Vgl. *Jacobs, K. et al.*, Teilhabe, 2021, S.121.
48 Vgl. *Der treppensteigende Rollstuhl*, Rollstuhl, 2022.

Der Prozess der Digitalisierung und seine innovativen Technologien führen dazu, dass die Lebensqualität der Pflegebedürftigen deutlich verbessert wird. Auch wird das bereits jetzt erheblich belastete Pflegepersonal im Gesundheitswesen entlastet.[49]

Assistenzsysteme können und sollen auch nicht die fachlichen Erfahrungen und Kompetenzen der Pflegenden ersetzen, schließlich sollen sie lediglich entlastend und unterstützend wirken.[50]

Sie ermöglichen den Pflegebedürftigen so lange wie möglich ein autonomes Leben im eigenen Heim zu führen und gleichzeitig die Partizipation am sozialen Leben.[51]

Pflegebedürftige fühlen sich dadurch sicherer, geborgener und selbstständiger, sie entdecken das Leben neu für sich, durch die Potentiale, die sich ihnen ergeben.[52] Ihre Lebensqualität steigt und ihre Emotionen sind positiver.

Durch den geringeren Arbeitsaufwand steht den Pflegekräften mehr zeitlicher Freiraum zur Verfügung, dieser kann für mehr Zuwendung der Pflegebedürftigen genutzt werden, schließlich soll immer noch der Mensch im Mittelpunkt stehen. Auch nutzen die Technologien als Prävention vor körperlichen Beschwerden und einer dahergehenden Arbeitsunfähigkeit. Die physische und psychische Belastung kann neue Grenzen erreichen.

Schlussfolgernd ist das Potential für weitere Entwicklungen im Bereich der Altenpflege gegeben.

Weitere Innovationen werden in naher Zukunft im Bereich des Gesundheitswesens, das Leben aller Beteiligten weiter erleichtern und die Lebensqualität aller Parteien steigern.[53]

Auch werden sie zur Lösung des Fachkräftemangels ihren Anteil erbringen.[54]

Mit technischen Innovationen gehen jedoch auch negative Aspekte einher.

---

49 Vgl. *Fachinger, U. et al.,* Digitalisierung, 2019, S.51.
50 Vgl. *Rösler, U. et al.,* Digitalisierung, 2018
51 Vgl. *Pfannstiel, M. et al.,* Teilhabe, 2019, S. 357f.
52 Vgl. *Lutze, M. et al.,* Potentiale, 2021, S. 72.
53 Vgl. *Fachinger, U., et al.,* Potentiale, 2019, S.110-120.
54 Vgl. *Jacobs, K. et al.* Kräftemangel, 2020, S.144.

Literaturverzeichnis

Ameln von, Falko, Buckel, Christoph (Digitalisierung, 2021): Digitalisierung, in: Zeitschrift für Psychodrama und Soziometrie, 20 (2021), S.187-194

Becker, Heidrun, Scheermesser, Mandy, Früh, Michael (Robotik, 2013): Robotik in Betreung und Gesundheitsversorgung, Zürich: vdf Hochschulverlag, 2013

Biniok, Peter, Lettkemann, Eric (Routine, 2017): In Gesellschaft - Assistenzformen, Assistenzweisen und Assistenzensembles, in: *Biniok, Peter, Lettkemann Eric (Hrsg.)*, Assistive Gesellschaft, 2017, S.1-23

Bovenschulte, Marc, Priesack, Kai, Apt, Wenke (Digitalisierung, 2018): Die digitale Transformation von Unternehmen, Berlin: Institut für Innovation und Technik, 2018

European Commission (demographic, 2018): The 2018 Ageing Report, Luxemburg: Pubilcation Office of the European Union, 2018

Fachinger, Uwe, Mähs, Mareike (Digitalisierung, 2019): Digitalisierung und Pflege, in: *Klauber, Jürgen, Geraedts, Max, Friedrich, Jörg, Wasem, Jürgen (Hrsg.)*, Krankenhaus-Report 2019, 2019, S.115-128

Bundesministerium für Gesundheit (Zahlen, 2021): Zahlen und Fakten zur Pflegeversicherung. o.O.: Bundesministerium für Gesundheit, 2021

Görres, Stefan, Böttcher, Silke, Schumski, Lisa (Pflege, 2020): Rationaler Personaleinsatz in der Alten- und Langzeitpflege, in: *Jacobs, Klaus, Kuhlmey, Adelheid, Greß, Stefan, Klauber, Jürgen, Schwinger, Antje* (Hrsg.), Pflege-Report 2019, 2020,S. 137-145

Hauer, Katharina (Assistenz, 2017): Brauche ich das überhaupt?! – Qualität assistiver Technologien aus Sicht von älteren Personen in häuslicher Pflege, in: *Pfannstiel, Mario A., Krammer, Sandra, Swoboda, Walter* (Hrsg.), Digitale Transformation von Dienstleistungen im Gesundheitswesen III, 2017, S.307-325

Hirt, Julian, Meyer, Gabriele, Beer, Thomas (Sicherheit, 2021): Nutzungsoptionen von technischen Assistenzsystemen für Personen mit Demenz in der Schweiz: eine qualitative Interviewstudie mit Expertinnen und Experten, in: Evidenz, Fortbildung und Qualität im Gesundheitswesen, 2021, S. 69-78

Jacobs, Klaus, Kuhlmey, Adleheid, Greß, Stefan, Klauber, Jürgen, Schwinger, Antje (Pflegenotstand, 2021): Vorwort und Einführung, in: *Jacobs, Klaus, Kuhlmey, Adleheid, Greß, Stefan, Klauber, Klauber, Schwinger, Antje* (Hrsg.), Pflege Report 2021,2021, S. V-IV

Janowski, Kathrin, Ritschel, Hannes, Lugrin, Birgit, Andre, Elisabeth (Effekte, 2018): Sozial interagierende Roboter in der Pflege, in:*Bendel, Oliver* (Hrsg.), Pflegeroboter, 2018, S. 63-87

Kremer-Preiß, Ursula, Maetzel, Jakob, Huschik, Gwendolyn (Teilhabe, 2021): Neue Wohnformen für Pflegebedürftige – Mehrwert oder bloß Mehraufwand?, in: *Jacobs, Klaus, Kuhlmey, Adleheid, Greß, Stefan, Klauber, Jürgen, Schwinger, Antje* (Hrsg.), Pflege Report 2021, 2021, S.117-129

Lutze, Maxie, Trauzettel, Franziska, Busch-Heizmann, Anne, Bovenschulte, Marc (Sensorik, 2021): Potenziale einer Pflege 4.0, Gütersloh: Bertelsmann Stiftung, 2021

Statistik der Bundesagentur für Arbeit (Fachkräfte, 2021): Arbeitsmarktsituation im Pflegebereich, Nürnberg, 2021

Statistisches Bundesamt (Pflegestatistik, 2020): Pflegestatistik,Wiesbaden, 2020

Teich, Tobias, Kretz, Daniel, Neumann, Tim, Leonhardt, Sven (Teilhabe, 2019): Sektorkoppkung von Gesundheit und Wohnen im intelligenten Quartier, in: *Pfannenstiel,Mario A., Da-Cruz, Patrick, Mehlich, Harald* (Hrsg.), Digitale Transformation von Dienstleistungen im Gesundheitswesen VI, 2019, S.357-358

Triller, Bärbel (Robotik, 2018): Ein Röckchen für Emma, in: Gesundheit und Gesellschaft, 03(2018), S.28-33

Wahl, Hans-Werner, Mombaur, Katja, Schubert, Alexander (Robotik, 2021): Robotik und Altenpflege: Freund oder Feind?, in: Pflege Zeitschrift, 2021, S.62-66

Waldhör, Klemens (Risiken, 2019): Smarte Objekte – Wie Smart Speaker und Smarthome die medizinische und pflegerische Versorgung zu Hause unterstützen werden, in:

Pfannenstiel,Mario A., Da-Cruz, Patrick, Mehlich, Harald (Hrsg.), Digitale Transformation von Dienstleistungen im Gesundheitswesen VI, 2019, S. 389-407

Zerth, Jürgen, Jaensch, Peter, Müller, Sebastian (Dekubitus, 2021): Technik, Pflegeinnovation und Implementierungsbedingungen, in: *Jacobs, Klaus, Kuhlmey, Adelheid, Greß, Klauber, Jürgen, Schwinger Antje* (Hrsg.), Pflege-Report 2021, 2021, S.157-172

Zöllick, Jan C., Kuhley, Adelheid, Suhr Ralf, Eggert, Simon , Nordheim, Johanna und Blüher, Stefan (Robotik, 2020): Akzeptanz von Technikeinsatz in der Pflege, in: *Jacobs, Klaus, Kuhlmey, Adelheid, Greß, Klauber, Jürgen, Schwinger Antje* (Hrsg.), Pflege-Report 2019, 2020, S. 211-218

Internetquellen:

Altenpflegeschueler.de, (Altenpflege, 2022): Ausbildung Info Portal, o.D. https://www.altenpflegeschueler.de (Zugriff am 16.01.2022,14:23 MEZ)

Bartels, Peter, (Digitalisierung, 2021): Digitalisierung- Die besten 30 Zitate und Sprüche, 2021, https://www.studihub.de/digitalisierung-die-besten-30-zitate-und-sprueche/ (Zugriff am 18.01.2022, 15:38 MEZ)

Bundesagentur für Arbeit, (Altenpflege,2022): BERUFENET - Berufsinformationen einfach finden,o. D., https://berufenet.arbeitsagentur.de/berufenet/faces/index;BERUFENETJSESSIONID=A qlk1LqR4jSd4E7gkVchQsIz7OxSeepoBsvJTE388irxweo900Dn!1258303780?path=nul l/suchergebnisse/kurzbeschreibung&dkz=9065&such=altenpflege (Zugriff am 13.01.2022, 09:24 MEZ)

Verbraucherzentrale (Hausnotruf, 2021): Hausnotrufsysteme: Schneller Draht zur Hilfe, 16.09.2021, https://www.verbraucherzentrale.de/wissen/gesundheit-pflege/pflege-zu-hause/hausnotrufsysteme-schneller-draht-zur-hilfe-10566 (Zugriff am 16.01.2022, 18:17 MEZ)

Alzheimer's Association (Demenz, o.J.): Hilfe bei Alzheimer & Demenz, o. D., https://www.alz.org/de/demenz-alzheimer-deutschland.asp (Zugriff am 10.01.2022, 13:17 MEZ)

Steinbeis-Transferzentrum Medizinische Elektronik (Rollstuhl, 2022): Mobilitätssystem Assist Mobil - Der treppensteigende Rollstuhl, 13.05.2020, http://stw-med-chip.de/project/spring/ (Zugriff am 27.12.2021, 19:43 MEZ)

Hutschenreuter, Stefanie (Sensorik, 2015): Hilfsmittel für Senioren, 2015, https://www.pflege.de/hilfsmittel/ (Zugriff am 16.01.2022, 18:53 MEZ)

Pluta, Werner (Cody, 2015): Pflegeroboter Cody wäscht bettlägerige Patienten, o.D., https://www.golem.de/sonstiges/zustimmung/auswahl.html?from=https%3A%2F%2Fw ww.golem.de%2F1011%2F79297.html (abgerufen am 16.01.2022, 19:54 MEZ)

Vatareck, Elisabeth (Pflegenotstand, 2021) Pflegenotstand, 25.08.2021, https://pflegebox.de/ratgeber/pflege/pflegenotstand-ursache-und-massnahmen/ (abgerufen am 16.01.2022, 20:56 MEZ)

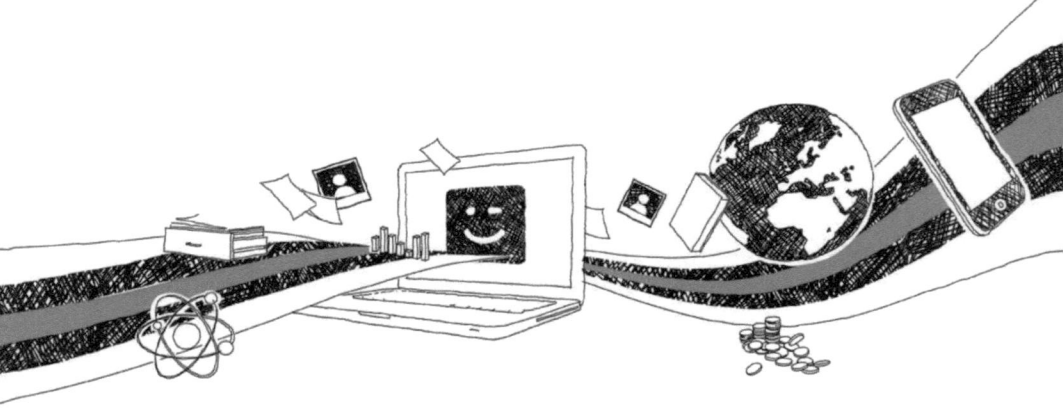
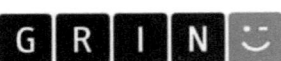